www.ingramcontent.com/pod-product-compliance
Lightning Source LLC
Chambersburg PA
CBHW072146170526
45158CB00004BA/1524
*9781093893656*